AF314137

LA

Médecine

Sérothérapique

Le SÉRUM dans les

Maladies de la NUTRITION

———

Par E.-L. FRANÇOIS-NAVEL

———

INSTITUT SÉROTHÉRAPIQUE

PARIS — 66, Rue Lafayette, 66 — PARIS

—

1897

A NOS LECTEURS

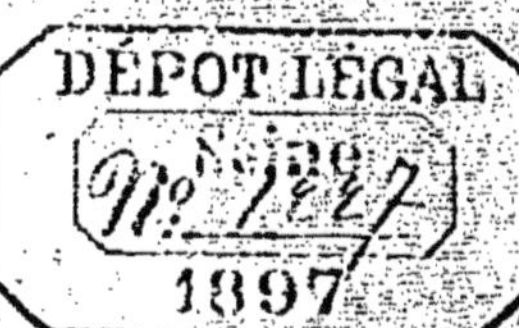

Par cette publication, nous avons pour but de mettre le public au courant d'une question médicale toute d'actualité, peu connue ou mal interprétée du plus grand nombre, la *sérothérapie*.

Nous voulons en même temps lui faire connaître certains états pathologiques intéressants par leur grande fréquence, et dépendant d'un vice de la nutrition et de l'assimilation, source de tant de misères.

Débarrassés des termes techniques, incompréhensibles pour qui n'est pas initié, ces courtes descriptions justifieront, aux yeux des moins clairvoyants, la logique de la méthode de traitement que nous préconisons et à l'extension de laquelle nous nous sommes voués.

Les progrès incessants réalisés chaque jour sur les causes des maladies, modifient les moyens thérapeutiques à leur opposer. Les médications empiriques cèdent la place aux traitements raisonnés, basés sur les données nouvelles de la physiologie.

C'est ainsi que la médication par les sucs organiques a vu le jour, et tend de plus en plus à remplacer les remèdes tirés de la chimie et des végétaux.

C'est par suite de la découverte des propriétés spéciales du *sérum animal* que nous avons établi notre traitement organique des maladies débilitantes. Les effets heureux que nous en avons obtenus, nous font un devoir de le faire connaître aux si nombreux intéressés.

CONDITIONS DU TRAITEMENT

Nous recevons les malades à notre Institut Sérothérapique les Lundi, Mercredi et Vendredi, de 1 h. à 4 heures.

Des rendez-vous sont assignés spécialement aux malades dont l'état exige un traitement intensif par les injections hypodermiques.

Le prix des consultations est fixé à 10 fr.

Des prix spéciaux sont établis de gré à gré pour les malades en traitement régulier, suivant le nombre des applications externes exigées par leur affection.

Les matinées sont réservées au traitement à domicile des malades qui ne peuvent suivre le traitement au Cabinet.

Un service de correspondance spécial est établi pour les malades éloignés, auxquels il est répondu dans les 48 heures.

Les correspondances et demandes de traitement doivent nous être adressées à l'Institut Sérothérapique, 66, rue Lafayette, Paris.

LA SÉROTHÉRAPIE

Qu'est-ce que la **Sérothérapie ?**

Bon nombre de nos lecteurs se poseront cette question en lisant notre titre. En effet, cette partie importante de l'art de guérir qui passionne le corps médical de tous les pays depuis les mémorables découvertes de Pasteur sur les effets curatifs des sérums, n'est pas encore entrée dans la pratique courante. Les applications restent encore presque limitées aux grands centres scientifiques, et, sauf peut-être pour le traitement de la diphtérie, les malades privilégiés des grandes villes seuls en bénéficient.

Sans vouloir entrer dans de longs développements, que ne comportent pas la nature de cette publication, et qui, du reste, ne seraient d'aucune utilité aux malades, auxquels elle s'adresse, nous allons cependant donner quelques explications sommaires qui feront suffisamment comprendre le but et les moyens de cette nouvelle méthode thérapeutique.

Pasteur, après avoir établi que les maladies étaient engendrées par des infiniments petits, ce qu'avait, du reste, prévu avant lui Raspail, germes, microbes, bacteries, bacilles, etc. qui s'introduisent dans notre organisme soit par la respiration, soit par les aliments, soit par les plaies, découvrit qu'ils y produisaient, après un temps plus ou moins long de séjour, des changements tels dans la composition des humeurs, qu'ils ne pouvaient plus y vivre.

Semblables à plusieurs personnes qui resteraient enfermées dans une pièce close et qui finiraient par être asphixiées par leurs propres émanations, si l'air n'y était pas renouvelé, les microbes produisent leur propre poison. Ils ne tardent pas, si *l'organisme est assez résistant pour attendre ce terme*, à rendre les parties qu'ils ont envahies inhabitables pour eux-mêmes.

C'est à hâter cette transformation spéciale des milieux organiques et à les rendre impropres à l'envahissement et à la production de tel microbe, producteur de telle maladie, que consiste la nouvelle méthode.

Pour arriver à ce résultat, on introduit dans ces milieux, par l'intermédiaire de la circulation du sang, le sérum tiré du sang d'animaux préalablement rendus réfractaires au microbe visé, par des inoculations répétées de virus : d'où le nom de *sérumthérapie* ou *sérothérapie* (traitement par le sérum).

A chaque maladie, ou plus exactement, à chaque espèce de microbe, doit donc être opposé un sérum curatif particulier.

Telle est, dans son ensemble, la méthode de traitement dite *Sérothérapie*.

NOTRE MÉTHODE

En instituant notre méthode thérapeutique, nous avons eu en vue l'application de la *Sérothérapie* au traitement des maladies sous la dépendance directe de la *dénutrition* et de l'affaiblissement général consécutif : *tuberculose, phthisie, scrofule, lymphatisme, chlorose, anémie,* certaines affections des *organes générateurs de la femme, diabète.*

Elle est basée sur les propriétés éminemment toniques, surnutritives et reconstituantes du *sérum* sanguin.

Ces propriétés, inhérentes à leur origine même et à leur composition naturelle, sont communes à tous les sérums, mais sont négligées dans la méthode immunisante qui les administre, du reste, à ce point de vue, en trop petites quantités.

Aussi pour obtenir du traitement son summum d'action, avons-nous dû nous écarter du mode d'administration habituel de la sérothérapie classique et donner à notre *sérum* une double forme qui permît son absorption par la voie stomacale, aussi bien que par les injections sous la peau.

De plus, n'empruntant au sérum que son action tonique, à l'exclusion de toute autre, nous l'avons stérilisé. La stérilisation, qui ne *peut* et même ne *doit pas être* pour les *sérums immunisés* est une garantie contre tout danger d'infection, toujours à craindre quand on introduit dans l'organisme des produits *non stérilisés*.

Comme nous le disions plus haut, les germes se détruisent d'eux-mêmes si *l'organisme est assez résistant pour attendre ce terme*.

C'est ce but qu'atteint notre traitement sérothérapique.

Sans nous attarder à la poursuite du microbe, souvent aveugle, quelquefois dangereuse, toujours aléatoire nous améliorons l'état général du malade, remontons ses forces, exaltons sa nutrition.

En dehors des agents physiques et des applications externes, que nous employons largement, nous considérons comme secondaires les traitements pharmaceutiques. Nous ne les utilisons qu'à titre d'adjuvants, et temporairement, dans des cas déterminés.

TUBERCULOSE — PHTHISIE

On donne le nom de **tuberculose** à une maladie produite par l'envahissement d'un ou plusieurs organes par un microbe, *bacille de Koch*, produisant dans ces organes de petites tumeurs, variant de la grosseur d'un grain de millet à celle d'un œuf, et appelées *tubercules*.

C'est une affection quelquefois acquise, mais souvent héréditaire.

Elle reconnaît pour cause première l'introduction dans les organes du microbe spécifique qui la rend par conséquent inoculable, contagieuse.

La contagiosité est indiscutable, mais il faut pour qu'elle se produise, comme condition expresse, que le terrain lui soit propice, préparé soit par une prédisposition héréditaire, soit par une déchéance organique causée par les excès de travail ou de plaisirs, une alimentation défectueuse, une détérioration par suite de maladies aiguës graves, etc.

Une affection locale peut aussi servir de porte d'entrée à l'invasion du bacille, comme une fluxion de poitrine, un rhume négligé.

La tuberculose est le fléau de notre époque. Elle fait de nombreuses victimes dans toutes les classes de la société, et à tous les âges de la vie, mais surtout dans l'adolescence et l'âge moyen.

Le bacille tuberculeux peut se rencontrer dans le poumon (phthisie), les ganglions lymphatiques (adénites), les os et les articulations (mal de Pott, coxalgie), dans le liquide des pleurésies, l'urine des malades atteints de tuberculose des voies urinaires.

Le système nerveux peut être atteint de tuberculose (méningite, paralysie, hémiplégie).

Le testicule, la prostate, la vessie, les ovaires, l'utérus peuvent présenter des localisations tuberculeuses.

La phthisie est la manifestation la plus commune de la tuberculose : c'est la tuberculose du poumon.

La maladie se développe lentement et est souvent précédée de signes caractéristiques, tels qu'une susceptibilité très grande des bronches se signalant par des rhumes fréquents, interminables à propos des causes les plus légères de refroidissement.

D'autres fois ce sont des maux de gorge, des pleurésies, un crachement de sang survenant dans le cours d'une santé bonne en apparence. Souvent aussi des troubles variés de l'estomac, avec dépérissement lent et continu; des accès de fièvre irréguliers, des troubles de la menstruation chez les jeunes filles.

Première période. — Que de malades viennent consulter leur médecin pour un *rhume négligé* qui n'a jamais guéri depuis plusieurs années. Depuis le début de leur bronchite, en même temps que la toux, ils ont maigri, ont perdu leurs forces, sont essoufflés, souvent enroués. Ils ont quelquefois des crachats sanguinolents, ont perdu l'appétit, digèrent difficilement et souvent vomissent.

L'auscultation dévoile des signes non douteux de tuberculose, et l'examen de leurs crachats montre le bacille tuberculeux.

Deuxième période. — Si la maladie n'est pas enrayée à cette première période par un traitement approprié énergique, elle mène le malade à la consomption.

La dénutrition s'accentue, l'amaigrissement devient considérable et le phthisique prend un aspect spécial : les joues et les tempes se creusent, les oreilles semblent se décoller, les pommettes des joues se colorent, les cils et les sourcils se développent, les yeux deviennent bleutés, les ongles durcissent et s'incurvent.

En même temps apparaissent la fièvre, surtout le soir, les sueurs profuses qui baignent la poitrine et la tête pendant la nuit, les vomissements, les points de côté, l'affaiblissement de la voix, la difficulté d'avaler, la diarrhée fréquente, l'enflure des pieds.

Cependant les facultés intellectuelles sont conservées et le malade assiste à sa déchéance en conservant l'espoir d'une guérison prochaine, en formant des projets d'avenir.

TROISIÈME PÉRIODE. — C'est la période de suppuration des cavernes pulmonaires donnant aux crachats l'aspect du pus. Le malade marche rapidement vers la terminaison fatale, emporté par l'affaiblissement, la cachexie, ou tué subitement par une hémorrhagie foudroyante.

La marche et la durée de la phthisie pulmonaire sont extrêmement variables et sous la dépendance de la constitution générale, de l'état social, de l'hygiène et de la médication suivie à ses débuts.

Il est en effet des malades qui, après avoir présenté des symptômes de tuberculose pendant dix ou même quinze ans, avec des alternatives d'améliorations et de rechutes, voient tous les symptômes disparaître sans jamais aboutir à la phthisie.

D'autres, après les premiers symptômes, ne sont pris de tuberculose avérée qu'au bout de dix ans.

A côté de ceux-là il en est qui, après quelques mois à peine de maladie, sont déjà en proie aux accidents de la troisième période.

CAUSES. — *L'hérédité* et la *contagion* sont les deux grandes causes de la tuberculose. L'enfant de parents tuberculeux ne naît pas tuberculeux, mais seulement *tuberculisable*, c'est-à-dire prédisposé, par un état général misérable, à la contagion.

Les parents peuvent, après avoir présenté les symptômes de la maladie, avoir résisté et être en état de guérison apparente, et transmettre quand même à leurs enfants la tache originelle. Tous les médecins connaissent de ces ménages ayant successivement perdu tous leurs enfants de méningite ou d'entérite tuberculeuses, manifestement tuberculeux eux-mêmes, qui résistent et survivent.

La *contagion* se fait par les aliments et les boissons, mais surtout par l'air respiré. Les crachats des phthisiques, dans lesquels existent en abondance les germes infectieux, se dessèchent, se réduisent en poussières et, voltigeant dans l'air, sont introduites dans les poumons par la respiration.

En tous cas il faut, pour que la contagion ait lieu, que l'individu se trouve en état de réceptivité ; que le bacille rencontre un terrain favorable à sa pullulation. Ces conditions de contagion se rencontrent chez les anémiques, les affaiblis, les convalescents de fièvre typhoïde, de pneumonie, d'influenza, etc., chez les individus mal nourris et ceux qui sont épuisés par les excès de toutes sortes, les chagrins, les travaux pénibles.

Traitement. — Il consiste d'abord en soins prophylactiques, c'est-à-dire destinés à préserver de la contagion ceux qui en sont menacés.

Les époux dont l'un présente les symptômes de la maladie de poitrine éviteront de partager le même lit.

Les enfants coucheront dans une chambre séparée et, mieux, seront confiés à leur naissance à une nourrice étrangère bien portante, et élevés hors de leur famille.

Les lieux d'habitation seront souvent aérés. Les crachats seront recueillis dans des vases *ad hoc*, lavés plusieurs fois par jour et non répandus dans des mouchoirs, où ils se dessécheraient et deviendraient une cause de contagion.

Les objets de toilette et les vêtements ayant servi à un phthisique décédé seront désinfectés ou détruits.

Une fois la tuberculose déclarée, peut-elle guérir ?

Quel traitement lui opposer?

A la première question nous répondons sans hésiter *oui*, et nous ajoutons que *la tuberculose est, de toutes les maladies chroniques, la plus curable*. La maladie est, en effet, beaucoup plus répandue qu'on ne le croit généralement, car on ne considère guère comme atteints de la tuberculose que ceux qui y succombent. Cependant ne voyons-nous pas journellement à l'autopsie de vieillards, des foyers de tuberculose ancienne, depuis longtemps guérie. Ne rencontre-t-on pas fréquemment des malades ayant présenté tous les signes non douteux de tuberculose, chez lesquels l'évolution de la maladie s'arrête sous l'influence d'une amélioration de la position sociale et de la façon de vivre, et qui reviennent à la santé?

La guérison possible ne fait plus aujourd'hui aucun doute : elle est subordonnée à la résistance de l'organisme.

Le professeur Jaccoud, dans sa leçon d'ouverture à l'hôpital de la Pitié, a magistralement traité l'importante question de l'étiologie dans les maladies microbiennes. Il conclut ainsi :

« .....Microbes ou contage, peu importe ; leur propriété morbigène n'est efficace que si l'organisme est en condition de se laisser impressionner et dominer par elle, de sorte qu'aujourd'hui, comme toujours, la maladie infectieuse est le résultat de deux éléments également nécessaires, savoir : *l'absorption de l'agent infectant* et le *consentement de l'organisme* ; la spontanéité morbide reste debout avec son entière puissance. »

Les indications principales du traitement, pour être logiques, consistent donc à favoriser la résistance de l'organisme à l'envahissement du microbe, et mettre ainsi le tuberculeux en état de *survivre à ses tubercules*.

Le médecin doit se persuader que l'organisme tend à réparer spontanément ses lésions et qu'il est de son devoir de l'aider dans son travail accidentel par tous les moyens dont il dispose.

Pour arriver à ce résultat, la première condition à remplir est de respecter l'intégrité des voies digestives, afin de permettre au malade de puiser, dans une alimentation réparatrice, les armes qui sont nécessaires au combat qu'il a à soutenir contre son ennemi.

C'est en négligeant cette indication primordiale que les médications antiseptiques, acharnées à la poursuite du microbe, administrées dans cette maladie forcément de longue durée, ne donnent pas les résultats théoriquement espérés et restent inefficaces, parce qu'elles fatiguent l'estomac, pervertissent ses fonctions et suppriment l'appétit; tels l'acide phénique, le gaïcol, la créosote, dont la causticité ne tarde pas à provoquer l'intolérance. Il en est de même des narcotiques trop largement employés.

Notre médication sérothérapique atteint au but visé par son action toni-nutritive intensive obtenue par *l'effet combiné* du *sérum stérilisé*, spécialement préparé pour cet usage, absorbé par les *voies naturelles* et du *sérum spécial* préparé pour l'absorption par la *voie hypodermique*. Loin de fatiguer l'estomac, il en excite, au contraire, les fonctions digestives.

Le premier de ces deux modes d'administration suffit, du reste, dans les cas de la première période, non compliqués de lésions graves. Dans les cas plus graves, les deux modes doivent être employés concurremment jusqu'à ce que l'organisme ait acquis une résistance suffisante qui peut alors être entretenue par l'absorption par l'estomac seulement.

Notre traitement, exclusivement basé sur les effets éminemment toniques et réparateurs des fonctions vitales du sérum normal stérilisé, dispense de l'emploi des préparations pharmaceutiques aussi nombreuses que variées, tour à tour préconisées contre cette terrible maladie.

En attendant la découverte si problématique du spécifique, qui hante le sommeil de tant de chercheurs, notre médication reste la plus rationnelle et répond le mieux aux exigences de la thérapeutique antituberculeuse. Les succès que nous en obtenons chaque jour en sont, du reste, un gage indiscutable.

I. — Observation.

M. A. R... tousse depuis un an, est amaigri, a eu à plusieurs reprises des crachements de filets de sang, transpire souvent la nuit.

Il a été soigné par la créosote, le phosphate de chaux, l'arsenic, les pointes de feu.

Le 19 janvier 1896, après un accès de toux en se couchant, M. R... vomit plusieurs gorgées de sang. Il est très affaibli et à plusieurs syncopes dans le courant de la nuit.

L'auscultation révèle au sommet droit du poumon des craquements nombreux et au sommet gauche une respiration rude, soufflante, signes non douteux de phthisie au second degré.

On continue l'application de pointes de feu, mais on cesse la créosote que le malade ne peut plus supporter.

Il est soumis en outre au *Sérum* qu'on lui donne à la dose de huit cuillerées à soupe par jour, par la bouche.

Les sueurs nocturnes ne tardent pas à se supprimer ainsi que la toux.

En un mois, le malade a augmenté de 3 kilogr. et les forces sont revenues.

Le 13 mars, l'auscultation ne révèle plus qu'un peu de rudesse à droite, plus rien à gauche et le malade reprend ses occupations.

ANÉMIE — CHLOROSE

On donne le nom d'**Anémie** à une maladie générale, à une diathèse, ayant pour effet une diminution dans la quantité du sang en même temps qu'une altération de sa qualité et diminution des globules rouges.

L'anémie peut être primitive ou secondaire.

L'anémie primitive survient spontanément chez les individus qui s'y trouvent prédisposés par leur constitution délicate et un tempérament nerveux.

L'anémie secondaire survient à la suite d'une perte de sang ou d'une maladie grave.

L'anémie reconnait pour causes une alimentation insuffisante ou malsaine, le défaut d'exercice musculaire, le manque d'air, l'habitation dans les lieux humides et privés de lumière. Certaines anémies sont professionnelles et occasionnées par la viciation de l'air respiré, telle l'anémie des mineurs, des cuisiniers, des boulangers. Le travail intellectuel trop prolongé, la grossesse et l'allaitement sont aussi des causes fréquentes d'anémie.

L'anémie secondaire est surtout amenée par les hémorragies les maladies aiguës, (fièvres intermittentes, rhumatismes) les maladies chroniques (maladies de l'estomac, tuberculose, maladies de la matrice).

La **Chlorose** est une anémie spéciale qui ne se rencontre que chez les jeunes filles ou les jeunes femmes et se développe sous l'influence de la formation difficile à l'établissement de la puberté, ou à la suite de la première grossesse.

Quelle que soit soit sa cause le tableau de l'anémie est le même.

Le teint est pâle, blafard ; les lèvres, les gencives, la muqueuse des paupières, sont décolorées ; le moindre effort, la marche, sont pénibles et provoquent les palpitations du cœur, l'essoufflement. Les maux de tête sont fréquents, et l'action de se mettre debout provoque des éblouissements et des vertiges. Des syncopes se produisent fréquemment ; l'estomac fonctionne mal, l'appétit est capricieux et bizarre, la constipation habituelle. Chez les femmes on constate des dérangements menstruels, ou *l'arrêt absolu de la menstruation* et son remplacement par l'écoulement de liquides presque décolorés, ou au contraire, et cela fréquemment des règles abondantes *hémorrhagiques* et souvent douloureuses.

Dans certaines formes d'anémie du cerveau, il peut survenir des accidents cérébraux, du délire.

L'anémie, si elle n'est pas soignée, aggrave la plupart des maladies, retarde la convalescence et mène à la consomption et à la phthisie pulmonaire.

TRAITEMENT. — Le traitement banal de l'anémie consiste dans l'administration du fer. On l'a donné sous toutes les formes : la limaille de fer, la décoction de clous rouillés, et presque toutes les compositions chimiques du fer ont été tour à tour la base de nombreuses préparations, sirops, pilules ou solutions, employés souvent d'une façon *abusive* contre cette maladie. La première indication consiste à supprimer les causes qui peuvent lui donner naissance, changement de profession ou d'habitation, suppression de l'allaitement, etc.

Il faut surtout chercher à rétablir la composition normale du sang à l'aide d'une alimentation substantielle et réparatrice, d'une médication reconstituante et d'une hygiène bien comprise.

C'est une des maladies où notre traitement sérothérapique amène les plus heureux effets.

Tonique et reconstituant par excellence, ici, comme dans la tuberculose, il relève les forces, rétablit les fonctions de l'estomac et permet bientôt au malade de supporter une nourriture abondante et d'y puiser les éléments réparateurs qui lui font défaut.

Il n'a pas l'inconvénient des préparations ferrugineuses qui, la plupart du temps mal supportées par l'estomac, amène l'inflammation du tube digestif et la constipation.

II. — Observation.

Lucienne U..., quinze ans et demi, souffre de palpitations et de douleurs articulaires au moindre effort de marche; appétit capricieux, digestions longues, maux de tête fréquents, constipation habituelle, syncopes.

Réglée à treize ans pour la première fois. n'a revu depuis que tous les trois ou quatre mois avec douleurs dans le ventre et les reins.

La dernière menstruation a été particulièrement pénible après un intervalle de cinq mois avec ia précédente. La malade pâle, les muqueuses décolorées, présente un fort souffle anémique dans les vaisseaux du cou.

Traitement suivi : Fer et quinquina, noix vomique et kola, glyarophospate de chaux, arséniate de fer. Amélioration presque nulle.

Soumise au traitement *sérothérapique* à la dose de 6 cuillers de sérum par jour : Dès la première semaine, les forces augmentent et la malade éprouve moins de répugnance pour la marche; les digestions se font mieux, moins de maux de tête; menstruation après vingt jours de traitement et trente-deux jours après la précédente.

Le traitement est continué trois mois. L'état général est considérablement amélioré; les menstruations sont établies normalement, les palpitations presque disparues, l'appétit est régulier et les digestions faciles.

Le malade part à la campagne où le traitement doit lui être continué encore un mois.

Lymphatisme — Scrofulose

Le *lymphatisme* est un état morbide caractérisé par la blancheur et la mollesse des chairs, par la tendance des jambes à enfler surtout le soir, par la disposition spéciale des ganglions, et surtout ceux du cou, à s'engorger et s'abcéder, et la grande prédisposition des malades aux inflammations de toutes nature, inflammation des yeux (ophthalmie, conjonctivite), des amygdales (amygdalites), angines, inflammation de la muqueuse du nez (coryza), des oreilles (otites), du tube gastro-intestinal, de l'*appareil respiratoire*.

Premier degré de la scrofule, le lymphatisme est une maladie le plus souvent héréditaire, mais quelquefois acquise.

Les enfants lymphatiques sont issus de parents anémiques, lymphatiques ou scrofuleux, d'unions entre consanguins, de mariages trop *précoces* ou trop *tardifs*.

Né avec la diathèse, l'enfant voit son affection s'accroître sous l'influence d'une nourriture mal appropriée, d'une mauvaise hygiène, et de privation d'air, de lumière, du surmenage physique et moral. Ce sont ces mêmes causes qui peuvent du reste créer le lymphatisme acquis.

Le lymphatisme imprime au physique de ceux qui en sont atteints, un cachet tout spécial, non dépourvu parfois d'une certaine grâce, et qu'un auteur a appelé : *la beauté lymphatique.*

Apparence d'embonpoint, peau blanche et fine, joues fraîches, yeux veloutés, cils longs, épais, traits peu accentués aux lignes arrondies, lèvres épaisses, surtout la supérieure, colorées. Les mouvements sont alanguis, le caractère impressionnable, excitable.

Comme dans l'anémie, qui l'acompagne du reste toujours, le tube gastro-intestinal fonctionne mal, l'appétit est capricieux, les indigestions sont fréquentes et amènent la constipation ou la diarrhée.

Il faut considérer le lymphatisme comme une maladie générale, *maladie de la nutrition*, portant ses atteintes sur tout l'organisme qu'il prédispose à toutes les maladies de rencontre, en diminuant sa résistance organique.

La Scrofule est l'exagération de l'état précédent, le second degré du lymphatisme.

Elle se traduit par les symptômes suivants : *A la première période*, les enfants sont couverts de *gourmes*, ont les amygdales grosses, hypertrophiées, des angines fréquentes, des maux d'yeux rebelles, des glandes multiples quelquefois indolentes et sans rougeur, d'autres fois volumineuses, ramollies et suppurées et laissant des fistules intarrissables, entraînant des déformations et des cicatrices indélébiles.

La seconde période est caractérisée par l'ulcération des muqueuses, tels que l'ulcération de la muqueuse du nez, ou *ozène*, avec odeur repoussante; inflammation de l'oreille, ou *otorrhée*, avec écoulement également odorant.

La troisième période est celle des *abcès froids*, profonds, des fongosités des articulations, des *tumeurs blanches* (coxalgies, mal de Pott), des caries des os.

Enfin la *quatrième période* est constituée par l'envahissement *tuberculeux* et la cachexie.

Traitement. — Comme nous venons de le voir, le lymphatisme et la scrofule sont les expressions d'une même maladie générale à manifestations bénignes dans la première, graves dans la seconde.

Le traitement doit être général et local.

Le traitement général est le plus important et doit surtout viser, avec l'observation stricte d'une hygiène sévère et appropriée, la reconstitution organique, le relèvement des forces, le rétablissement des fonctions digestives, et une nutrition régulière et réparatrice.

C'est encore une des maladies dans lesquelles notre traitement sérothérapique remplit si bien les principales indications et donne des succès constants.

III. — Observation.

Paul F..., deux ans et demi. Lymphatique. Est atteint depuis deux mois d'une tuméfaction du pied avec rougeur de la peau, douleurs pendant les mouvements et à la pression; la tête du deuxième métatarsien est doublée de volume.

Un chirurgien d'un hôpital d'enfants de Paris, auquel le petit malade a été présenté, a porté le diagnostic de : *Tumeur blanche de l'articulation tarso-métatarsienne* et a conseillé avant d'intervenir chirurgicalement, appareil plâtré, pointes de feu et emplâtre mercuriel de Vigo.

Le 20 décembre 1895, il est soumis au traitement *sérothérapique* : trois grandes cuillerées de *sérum* par jour dans du lait. Pansement simple à la gaze iodoformé recouvert d'ouate. L'amélioration de l'état général est très rapide. L'appétit devient bon, les digestions normales; les forces augmentent et la gaîté renaît.

Localement la rougeur diminue, l'empâtement des tissus disparaît, et le 5 mars 1896 le pied est à peu près à l'état normal et l'enfant demande à marcher, ce qui lui est permis avec ménagements par prudence.

La guérison a été si rapide, que le médecin de la famille, devant le résultat obtenu, a émis des doutes sur la valeur de son propre diagnostic, confirmé cependant par le spécialiste consultant.

MALADIES DES FEMMES

MÉTRITE — PERTES BLANCHES — HÉMORRHAGIES

Dans cette fin de siècle enfiévrée, où les besoins de la vie, chaque jour plus impérieux, poussent à son summum l'activité humaine, la Femme aussi s'est affranchie du calme relatif que lui commande son sexe et les fonctions de la maternité. Les fatigues d'un travail disproportionné et trop prolongé chez les unes, les excès de plaisirs et de veilles chez les autres, chez toutes les soucis, les chagrins, amènent à leur suite l'anémie, le lymphatisme. La dénutrition consécutive entraîne l'affaiblissement de toutes les fonctions et en particulier l'atonie de l'intestin, l'atonie de l'ovulation. Comme conséquence, retard ou suppression du flux mensuel, congestion des organes du ventre, constipation opiniâtre. La tête s'alourdit, il se produit des bruissements dans les oreilles, des vertiges, des battements du cœur, de l'oppression.

Peu à peu les symptômes s'aggravent.

L'appétit disparaît et il se produit un état de faiblesse constitutionnelle, de névrose ou de névralgie, accompagné d'insomnie ou de sommeil agité de rêves pénibles.

Les douleurs abdomniales, accompagnées souvent de syncopes et de vomissements, indiquent l'extension de la congestion et de l'inflammation au péritoine.

La matrice, congestionnée, semble lourde et pèse sur le plancher du bassin ou sur le fondement. Les douleurs des reins, des côtés du ventre, s'irradiant souvent jusque dans les cuisses, ne tardent pas à rendre la marche difficile, souvent impossible. Si une médication bien comprise ne vient pas rétablir l'équilibre rompu, l'inflammation s'accentue, se généralise, et la *métrite chronique* s'établit avec tout son cortège.

Les règles deviennent douloureuses et exigent parfois le repos au lit. Les pertes blanches, *leucorrhée*, qui se montraient d'abord avant et après les règles, finissent par persister dans leurs intervalles ou par les remplacer. D'abord muqueuses, semblables à du blanc d'œuf, elles ne tardent pas à se teinter en jaune et à devenir purulentes ou sanguinolentes.

Une fois ces symptômes établis, la femme se trouve menacée de toutes les complications si redoutables de la métrite. La maladie, de localisée qu'elle était au début, s'étend et gagne de proche en proche tous les organes du bassin. Les ovaires s'enflamment, se tuméfient et ne tardent pas à engendrer des tumeurs de natures diverses qui justifieront, dans un temps plus ou moins long, l'intervention du chirurgien et des mutilations irrémédiables et trop souvent impuissantes à rétablir la santé. Car supprimer n'est pas guérir, et nombreuses sont les femmes qui, après avoir subi l'ablation de leur organes, ont vu leurs souffrances persister et s'aggraver d'un état nerveux dépendant de la suppression brusque de leurs fonctions menstruelles et de la perte consciente des attributs de leur sexe.

Le mal a-t-il un remède ?

Évidemment oui.

Il est entre les mains de la mère de famille pour restreindre, par une sage éducation, les causes de maladie.

Plus tard il sera entre les mains du médecin, et d'autant plus efficace qu'il aura été institué sans réticence à une époque plus rapprochée du début des accidents.

La tâche incombe à la mère de famille d'inculquer à la jeune fille les règles d'hygiène rationnelle, tant au rapport de la toilette intime qu'à celui de la façon de vivre. L'eau employée, surtout dans les villes où les eaux sont plus ou moins polluées, sera toujours préalablement *bouillie* et employée *tiède*. On évitera la vie sédentaire, et des promenades quotidiennes au grand air et à pied seront régulièrement faites. On sera sobre de veilles prolongées et les causes énervantes des soirées mondaines et des spectacles seront soigneusement évitées pendant les périodes menstruelles.

Dans leurs intervalles, l'exercice musculaire, la marche, la gymnastique, l'hydrothérapie combattront efficacement la chlorose et l'anémie, si fréquentes chez les jeunes filles et source de tous les maux qui viendront plus tard assaillir la jeune mère et trouveront un retentissement fâcheux jusque dans ses enfants.

La grande fonction de la femme est la maternité et toutes les autres fonctions vitales lui semblent subordonnées. Dès que les organes de la génération sont troublés dans leur fonctionnement normal, tout l'organisme s'en ressent et en est ébranlé. Aussi la médication doit-elle porter en même temps sur la cause et l'effet, sous peine d'être incomplète et de rester impuissante.

L'affaiblissement général doit être combattu par tous les moyens appropriés en même temps qu'une action incitatrice de la fonction menstruelle sera exercée sur l'ensemble des organes génitaux.

C'est le but que nous nous sommes proposés et que nous avons atteint par l'application de notre *méthode sérothérapique* aux différentes formes de la métrite. Elle vise surtout la reconstitution organique, le relèvement des fonctions d'assimilation toujours en souffrance dans cette maladie essentiellement débilitante.

Loin d'imprimer une excitation factice aux fonctions digestives en irritant l'estomac, comme le font si souvent les médications pharmaceutiques, notre sérum accélère la production des sucs normaux de l'organe et facilite ainsi la digestion des aliments. Il est peptogène en même temps que réparateur.

Le traitement est complété par une médication externe qui nous est particulière, et répondant aux deux indications principales :

1° *Maintenir les organes abdominaux dans leur position normale ;*

2° *Combattre la paresse intestinale* et *l'atonie des organes génitaux* internes par une application excitatrice légère à intensité et durée variables suivant les différents cas.

C'est là tout le secret des nombreuses guérisons obtenues par notre traitement dans les diverses affections spéciales de la jeune fille et de la femme, dues à la souffrance des fonctions de nutrition et d'assimilation.

IV. — Observation.

Mme Marguerite C..., vingt-deux ans, mariée depuis deux ans. Pas de grossesses.

Règles irrégulières, douloureuses, accompagnés de frissons. Pertes blanches abondantes. Douleurs dans le bas-ventre et les reins pendant la marche.

Amaigrissement considérable ; peau bistrée, appétit nul, fatigues continuelles, répugnance pour toute occupation, nervosisme.

Diagnostic : Vaginite, métrite muqueuse. Pansements divers mal supportés, difficiles à appliquer à cause du nervosisme et de l'insoumission de la malade.

Devant cette impossibilité d'agir, nous conseillons le curetage, qui doit être pratiqué après un traitement *sérothérapique.* Nous la revoyons, après trois mois de traitement, complètement transformée.

Le teint est clair, les règles se produisent normalement, sans douleurs, l'appétit est régulier, la constipation disparue.

La malade a repris de l'embompoint et de la gaîté. Devant ces résultats inespérés, nous conseillons de cesser le traitement progressivement.

L'examen local, devenu facile par l'absence de douleurs, permet d'affirmer une guérison prochaine qui rend inutile l'intervention chirurgicale projetée.

Imprimerie de la *Petite Cote*
24, rue Feydeau, 24

PARIS

IMPRIMERIE DE LA " PETITE COTE "

24, Rue Feydeau, 24